Libro de Cocina Mediterránea para Perder Peso

La Guía Completa de Preparación de Comidas para Comer Sano y Perder Peso con 50 Recetas Fáciles

Asher Nelson

Índice de contenidos

Introducción

Además de ser un aficionado a la comida, es esencial mantener una dieta buena y equilibrada. Mantenerse en forma y saludable debería ser el objetivo principal de todo individuo, independientemente del hábito alimentario. La dieta mediterránea gira en torno al concepto de alimentación sana, y las recetas utilizan profusamente el aceite de oliva y, a veces, algunas onzas de vino tinto, que son los inevitables ingredientes de la cocina tradicional. La dieta mediterránea refleja los diversos estilos de cocina convencionales que se practican en la ribera del mar Mediterráneo y sus alrededores.

La dieta se compone de pescado, carne y verduras y algunas especias. Aparte de estos puntos, el menú también incluye frutas junto con aceite de oliva, cereales integrales y legumbres. También se hacen algunas concesiones en cuanto a los alimentos lácteos. Toda la dieta, si se observa desde el punto de vista de la forma física, tiene muchas más inclusiones. Estas recetas no son como una dieta típica que te restringe a comer un alimento específico. La dieta tiene como objetivo alimentar a todos con comida nutritiva y sabrosa, junto con algunos beneficios de pérdida de peso.

La dieta mediterránea es eficaz para comer sano y perder peso. También previene muchas enfermedades como los ataques al corazón, los accidentes cerebrovasculares, la muerte prematura y la diabetes. Si alguien sigue una dieta mediterránea, entonces es significativo seguir las filosofías subyacentes y los rudimentos de esta dieta. Algunos de los principios de la dieta son los siguientes

Datos de la dieta mediterránea:

- Usando muchas hierbas y menos sal para mantener el sabor.

- Concéntrese en las verduras, las frutas, los frutos secos, los cereales integrales, las legumbres, etc.
- Consumir pescado o marisco al menos dos veces por semana.
- Verduras como el brócoli, el tomate, las espinacas, los brotes, la cebolla, la coliflor y Bruselas deben añadirse en la dieta diariamente.
- Las nueces, las avellanas, las almendras, las semillas de calabaza y los anacardos también deben consumirse si se sigue una dieta mediterránea.
- El pescado y los tipos de marisco como el atún, las sardinas, la trucha, la caballa, las gambas, los mejillones, las almejas, las ostras, el cangrejo, etc., deben incluirse en la dieta.
- Los lácteos, las aves de corral y los huevos son una necesidad de la dieta mediterránea, por lo que también deben añadirse.
- Evite o restrinja al mínimo posible el consumo de carne roja.
- El aceite de oliva virgen extra y el aceite de aguacate, junto con las aceitunas y los aguacates, también deben añadirse a la dieta para que sea saludable y nutritiva.
- Si pasamos a las bebidas, el agua es una parte integral de la dieta mediterránea. El agua debe consumirse siempre que se tenga ganas de beber cualquier otra cosa.
- Un poco de vino tinto también es aceptable en esta dieta.
- El consumo limitado de té y café es aceptable, pero hay que evitar las bebidas azucaradas y carbonatadas.

Alimentos que deben evitarse

La lista de principios también incluye algunos alimentos insalubres que debes evitar durante la dieta mediterránea.

- La carne procesada, como los perritos calientes y las salchichas procesadas, debe evitarse en esta dieta.
- También deben evitarse las bebidas y los postres azucarados, como los helados, los caramelos, los refrescos y muchos otros.
- Deben evitarse los aceites refinados como el de soja, el de algodón y el de canola.
- El pan blanco y la pasta integral (pasta hecha de trigo refinado) deben evitarse durante todo el plan de dieta.

La dieta mediterránea es una combinación de comer alimentos saludables y evitar grandes cantidades de comida. Las frutas, el arroz, las verduras y la pasta son importantes en la dieta mediterránea. El pan integral es un elemento esencial en la dieta mediterránea. Los frutos secos son otro elemento habitual en la dieta mediterránea. Aunque los frutos secos tienen un alto contenido en grasas, no contienen grasas saturadas; sin embargo, se recomienda limitar el consumo de frutos secos en un día, a no más de un puñado.

El plan de la dieta mediterránea restringe el uso de aceite hidrogenado y grasas saturadas, que son la razón de las enfermedades del corazón. Usted puede encontrar una cantidad moderada de aceites de oliva vírgenes o extra vírgenes se utilizan en las recetas mediterráneas porque estos son la forma más baja de los aceites procesados y contiene una gran cantidad de antioxidantes.

¿Cuál debería ser su elección de alimentos?

- Come mucha fruta y verdura.
- Consumir pan o cereales integrales, arroz o pasta integrales.
- Disfruta de los frutos secos, pero evita los tostados y salados.
- Sustituya la mantequilla por aceite de canola o de oliva.

- Consuma pescado dos veces por semana, especialmente salmón, atún, caballa, arenque, trucha, etc. Limite el consumo de pescado frito.
- Limite el consumo de carne roja. Sería mejor que la sustituyera por artículos de ave o marisco. Diga no a los embutidos de carne roja, al tocino, etc.
- Incluye más hierbas y especias. Puede mejorar su metabolismo y su proceso de digestión.
- Acostúmbrese a consumir productos lácteos bajos en grasa, como leche descremada, queso bajo en grasa, yogur sin grasa, etc.

El plan de la dieta mediterránea aborda los posibles problemas de salud del corazón y deriva los hábitos alimentarios de los habitantes de la zona del mar Mediterráneo. Las personas que viven en estas zonas son comparativamente más sanas que las que viven en otras partes del mundo. Podemos encontrar muchos estudios de investigación sobre este tema, que respaldan los beneficios de la dieta mediterránea, que ayuda a prevenir dolencias del corazón, promover la pérdida de peso, prevenir los accidentes cerebrovasculares, la diabetes tipo 2, etc.

Este libro electrónico se ocupa de varias dietas mediterráneas, basadas en los hábitos alimentarios que prevalecen en los países mediterráneos y sus alrededores. Como hay muchos estilos de cocina disponibles, tiene la libertad de seleccionar la receta que se ajuste a sus preferencias.

Desayuno

1. Avena con fresas

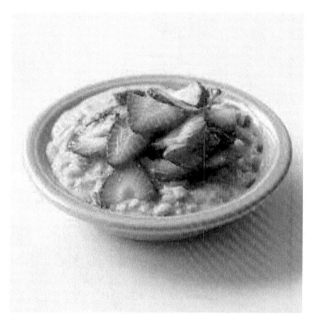

Tiempo de preparación: 5 minutos

Tiempo de cocción: 15 minutos

Porciones: 4

Ingredientes:

- ½ taza de coco; rallado
- ¼ de taza de fresas
- 2 tazas de leche de coco
- ¼ cucharadita de extracto de vainilla
- 2 cucharaditas de estevia

Spray de cocina

Direcciones:

Engrase la sartén de la Air Fryer con el spray de cocina, añada todos los Ingredientes en su interior y mézclelos

Cocinar a 365°F durante 15 minutos, dividir en cuencos y servir para el desayuno

La nutrición:

Calorías: 142

Grasa: 7g

Fibra: 2g

Carbohidratos: 3g

Proteínas: 5g

2. Tortilla de pollo

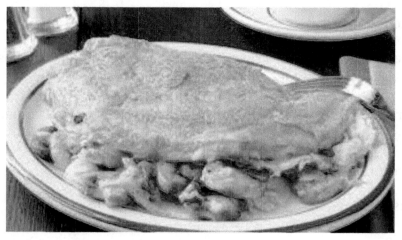

Tiempo de preparación: 10 minutos

Tiempo de cocción: 16 minutos

Raciones: 2

Ingredientes:

- 1 cucharadita de mantequilla
- 1 cebolla amarilla pequeña, picada
- ½ chile jalapeño, sin semillas y picado
- 3 huevos
- Sal y pimienta negra molida, según sea necesario
- ¼ de taza de pollo cocido, desmenuzado

Direcciones:

En una sartén, derrite la mantequilla a fuego medio y cocina la cebolla durante unos 4-5 minutos. Añade el chile jalapeño y cocina durante aproximadamente 1 minuto.

Retirar del fuego y reservar para que se enfríe un poco. Mientras tanto, en un bol, añadir los huevos, la sal y la pimienta negra y batir bien.

Añadir la mezcla de cebolla y el pollo y remover para combinar. Coloque la mezcla de pollo en un pequeño molde para hornear.

Pulse el "botón de encendido" del horno Air Fry y gire el dial para seleccionar el modo "Air Fry".

Pulse el botón Time y gire de nuevo el dial para ajustar el tiempo de cocción a 6 minutos.

Ahora pulse el botón Temp y gire el dial para ajustar la temperatura a 355 grados F.

Pulse el botón "Inicio/Pausa" para comenzar.

Cuando el aparato emita un pitido para indicar que está precalentado, abra la tapa.

Coloque la bandeja sobre la "rejilla" e introdúzcala en el horno.

Cortar la tortilla en 2 porciones y servir caliente.

La nutrición:

Calorías: 153; Grasa total: 9,1 g; Grasa saturada: 3,4 g; Colesterol: 264 mg; Sodio: 196 mg; Carbohidratos totales: 4 g; Fibra: 0,9 g; Azúcar: 2,1 g; Proteínas: 13,8 g

3. Buñuelos de calabacín

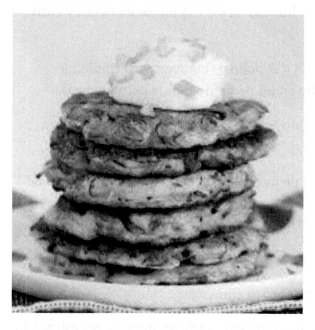

Tiempo de preparación: 15 minutos

Tiempo de cocción: 7 minutos

Raciones: 2

Ingredientes:

- 10½ oz. de calabacín, rallado y exprimido
- 7 oz. Queso Halloumi
- ¼ de taza de harina común
- 2 huevos
- 1 cucharadita de eneldo fresco picado
- Sal y pimienta negra molida, según sea necesario

Direcciones:

En un tazón grande y mezclar todos los ingredientes.

Hacer un buñuelo de tamaño pequeño con la mezcla.

Pulse el "botón de encendido" del horno Air Fry y gire el dial para seleccionar el modo "Air Fry".

Pulse el botón Time y gire de nuevo el dial para ajustar el tiempo de cocción a 7 minutos.

Ahora pulse el botón Temp y gire el dial para ajustar la temperatura a 355 grados F.

Pulse el botón "Inicio/Pausa" para comenzar.

Cuando el aparato emita un pitido para indicar que está precalentado, abra la tapa.

Disponga los buñuelos en la "bandeja" engrasada e introdúzcala en el horno.

Servir caliente.

La nutrición:

Calorías: 253; Grasas totales: 17,2 g; Grasas saturadas: 11 g; Colesterol: 121 mg; Sodio: 333 mg; Carbohidratos totales: 10 g; Fibra: 1,1 g; Azúcar: 2,7 g; Proteínas: 15,2 g

4. Huevos revueltos

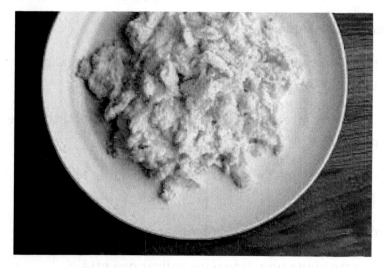

Tiempo de preparación: 5 minutos

Tiempo de cocción: 20 minutos

Raciones: 2

Ingredientes:

- 4 huevos grandes.
- ½ taza de queso Cheddar afilado rallado.
- 2 cucharadas de mantequilla sin sal; derretida.

Direcciones:

Rompa los huevos en una fuente de horno redonda de 2 tazas y bátalos.

Coloque el plato en la cesta de la freidora.

Ajuste la temperatura a 400 grados F y programe el temporizador para 10 minutos.

Después de 5 minutos, remover los huevos y añadir la mantequilla y el queso.

Dejar cocer 3 minutos más y volver a remover.

Deje que los huevos terminen de cocinarse 2 minutos más o retírelos si están a su gusto.

Utilizar un tenedor para esponjar. Servir caliente.

La nutrición:

Calorías: 359

Proteínas: 19,5g

Fibra: 0,0g

Grasa: 27,6g

Carbohidratos: 1,1g

5. Pollo con corteza de almendra

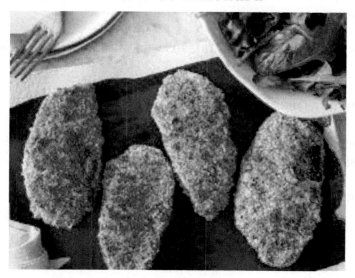

Tiempo de preparación: 10 minutos

Tiempo de cocción: 25 minutos

Raciones: 2

Ingredientes:

- 2 pechugas de pollo, sin piel y sin hueso
- 1 cucharada de mostaza de Dijon
- 2 cucharadas de mayonesa
- ¼ de taza de almendras
- Pimienta
- Sal

Direcciones:

Añadir la almendra en el procesador de alimentos y procesar hasta que esté finamente molida.

Poner las almendras en un plato y reservar.

Mezclar la mostaza y la mayonesa y extenderlas sobre el pollo.

Cubra el pollo con la almendra y colóquelo en la cesta de la freidora de aire y cocínelo a 350 F durante 25 minutos.

Servir y disfrutar.

La nutrición:

Calorías 409

Grasa 22 g

Carbohidratos 6 g

Azúcar 1,5 g

Proteína 45 g

Colesterol 134 mg

6. Ensalada de queso y champiñones

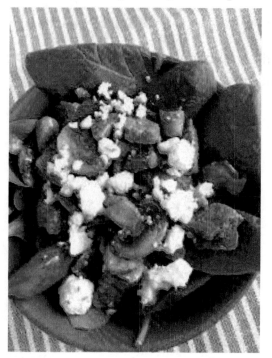

Tiempo de preparación: 10 minutos

Tiempo de cocción: 15 minutos

Raciones: 2

Ingredientes:

- 10 champiñones, cortados por la mitad
- 1 cucharada de perejil fresco picado
- 1 cucharada de aceite de oliva
- 1 cucharada de queso mozzarella rallado
- 1 cucharada de queso cheddar rallado

- 1 cucharada de mezcla de hierbas secas
- Pimienta
- Sal

Direcciones:

Añada todos los ingredientes al bol y mézclelos bien.

Transfiera la mezcla del bol a la bandeja de hornear de la freidora de aire.

Colocar en la freidora de aire y cocinar a 380 F durante 15 minutos.

Servir y disfrutar.

La nutrición:

Calorías: 90

Grasa: 7 g

Carbohidratos: 2 g

Azúcar: 1 g

Proteínas: 5 g

Colesterol: 7 mg

7. Bocadillos de gambas

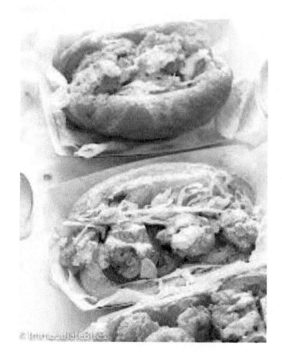

Tiempo de preparación: 10 minutos

Tiempo de cocción: 5 minutos

Raciones: 2

Ingredientes:

- 1 y ¼ tazas de queso cheddar rallado
- 6 onzas de camarones pequeños enlatados, escurridos
- 3 cucharadas de mayonesa
- 2 cucharadas de cebollas verdes picadas
- 4 rebanadas de pan integral

- 2 cucharadas de mantequilla blanda

Direcciones:

En un bol, mezcla las gambas con el queso, la cebolla verde y la mayonesa y remueve bien. Unte con esto la mitad de las rebanadas de pan, cubra con las otras rebanadas de pan, cortadas en diagonal y unte con mantequilla. Coloque los sándwiches en su freidora de aire y cocine a 350 grados F durante 5 minutos. Divida los sándwiches de camarones en platos y sírvalos para el desayuno. Que los disfrutes!

La nutrición:

Calorías: 162

Grasa: 3

Fibra: 7

Carbohidratos: 12

Proteínas: 4

8. Ensalada de espárragos

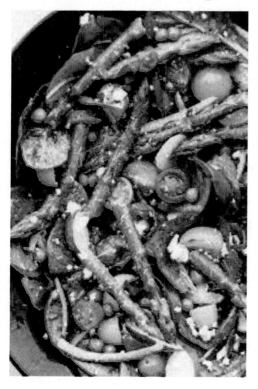

Tiempo de preparación: 5 minutos

Tiempo de cocción: 10 minutos

Porciones: 4

Ingredientes:

- 1 taza de rúcula pequeña
- 1 manojo de espárragos; recortados
- 1 cucharada de vinagre balsámico
- 1 cucharada de queso cheddar rallado

- Una pizca de sal y pimienta negra
- Spray de cocina

Direcciones:

Ponga los espárragos en la cesta de su freidora de aire, engráselos con spray de cocina, salpimiéntelos y cocínelos a 360°F durante 10 minutos.

En un bol, mezclar los espárragos con la rúcula y el vinagre, mezclar, repartir en los platos y servir caliente con el queso espolvoreado por encima

La nutrición:

Calorías: 200

Grasa: 5g

Fibra: 1g

Carbohidratos: 4g

Proteínas: 5g

9. Setas y queso para untar

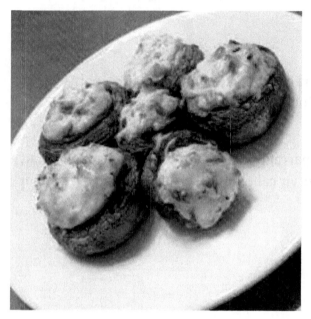

Tiempo de preparación: 5 minutos

Tiempo de cocción: 20 minutos

Porciones: 4

Ingredientes:

- ¼ de taza de mozzarella rallada
- ½ taza de crema de coco
- 1 taza de champiñones blancos
- Una pizca de sal y pimienta negra
- Spray de cocina

Direcciones:

Ponga los champiñones en la cesta de su freidora de aire, engráselos con spray de cocina y cocínelos a 370°F durante 20 minutos.

Páselo a la batidora, añada el resto de los ingredientes, púlselo bien, divídalo en cuencos y sírvalo como una pasta para untar

La nutrición:

Calorías: 202

Grasa: 12g

Fibra: 2g

Carbohidratos: 5g

Proteínas: 7g

10.   Alubias al horno italianas

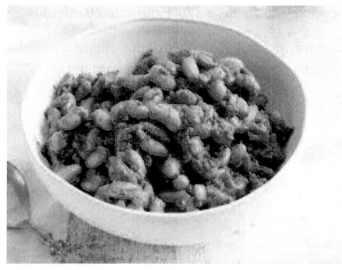

Tiempo de preparación: 5 minutos

Tiempo de cocción: 15 minutos

Porciones: 6

Ingredientes:

- 2 cucharaditas de aceite de oliva virgen extra
- ½ taza de cebolla picada (aproximadamente ¼ de cebolla)
- 1 lata (12 onzas) de pasta de tomate baja en sodio
- ¼ de taza de vinagre de vino tinto
- 2 cucharadas de miel
- ¼ de cucharadita de canela molida
- ½ taza de agua
- 2 latas (15 onzas) de alubias cannellini o grandes, sin escurrir

Direcciones:

En una cacerola mediana a fuego medio, calentar el aceite. Añadir la cebolla y cocinar durante 5 minutos, removiendo con frecuencia.

Añadir la pasta de tomate, el vinagre, la miel, la canela y el agua, y mezclar bien. Poner el fuego a bajo. Escurrir y enjuagar una lata de alubias en un colador y añadirla a la cacerola.

Vierte toda la segunda lata de alubias (incluido el líquido) en la cacerola. Dejar cocer durante 10 minutos, removiendo de vez en cuando, y servir.

Consejo sobre los ingredientes: Cambia esta receta haciendo nuevas variaciones del ketchup casero. En lugar de la canela, prueba con ¼ de cucharadita de pimentón ahumado y 1 cucharada de salsa picante. Servir.

La nutrición:

Calorías: 236

Grasa: 3g

Carbohidratos: 42g

Proteínas: 10g

11. Envolturas de lechuga con frijoles cannellini

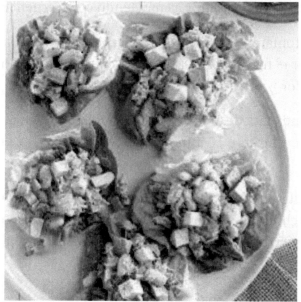

Tiempo de preparación: 15 minutos

Tiempo de cocción: 10 minutos

Porciones: 4

Ingredientes:

- 1 cucharada de aceite de oliva virgen extra
- ½ taza de cebolla roja picada (aproximadamente ¼ de cebolla)
- ¾ de taza de tomates frescos picados (aproximadamente 1 tomate mediano)
- ¼ de cucharadita de pimienta negra recién molida
- 1 (15 onzas) de alubias cannellini o grandes, escurridas y enjuagadas
- ¼ de taza de perejil fresco rizado finamente picado

- ½ taza de hummus de ajo con limón o ½ taza de hummus preparado
- 8 hojas de lechuga romana

Direcciones:

En una sartén grande a fuego medio, calentar el aceite. Añade la cebolla y cocina durante 3 minutos, removiendo de vez en cuando.

Añadir los tomates y la pimienta y cocinar durante 3 minutos más, removiendo de vez en cuando. Añadir las judías y cocinar durante 3 minutos más, removiendo de vez en cuando. Retirar del fuego y mezclar con el perejil.

Esparcir 1 cucharada de humus sobre cada hoja de lechuga. Reparte uniformemente la mezcla de judías caliente por el centro de cada hoja.

Dobla un lado de la hoja de lechuga sobre el relleno a lo largo, luego dobla el otro lado para hacer una envoltura y servir.

La nutrición:

Calorías: 211

Grasa: 8g

Carbohidratos: 28g

Proteínas: 10g

12. Salteado israelí de berenjenas, garbanzos y menta

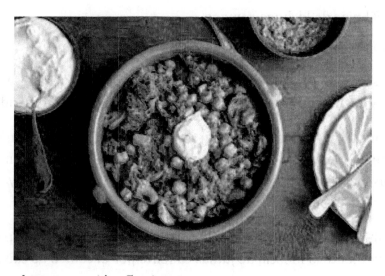

Tiempo de preparación: 5 minutos

Tiempo de cocción: 20 minutos

Porciones: 6

Ingredientes:

- Spray antiadherente para cocinar
- 1 berenjena mediana (aproximadamente 1 libra), sin el tallo
- 1 cucharada de aceite de oliva virgen extra
- 2 cucharadas de zumo de limón recién exprimido (de aproximadamente 1 limón pequeño)
- 2 cucharadas de vinagre balsámico
- 1 cucharadita de comino molido
- ¼ de cucharadita de sal kosher o marina

- 1 lata (15 onzas) de garbanzos, escurridos y enjuagados
- 1 taza de cebolla dulce cortada en rodajas (aproximadamente ½ cebolla Walla Walla o Vidalia mediana)
- ¼ de taza de hojas de menta picadas o arrancadas sin apretar
- 1 cucharada de semillas de sésamo, tostadas si se desea
- 1 diente de ajo, finamente picado (aproximadamente ½ cucharadita)

Direcciones:

Coloque una rejilla del horno a unos 10 centímetros por debajo del elemento de la parrilla. Ponga la parrilla en la posición más alta para precalentar. Rocía una bandeja de horno grande con borde con spray antiadherente para cocinar.

En una tabla de cortar, corte la berenjena a lo largo en cuatro trozos (cada trozo debe tener un grosor de entre ½ y 1/8 de pulgada). Coloque las rodajas de berenjena en la bandeja para hornear preparada. Déjelo a un lado.

En un bol pequeño, bata el aceite, el zumo de limón, el vinagre, el comino y la sal. Unte con una brocha o rocíe 2 cucharadas del aderezo de limón sobre ambos lados de las placas de berenjena. Reserve el aderezo restante.

Asar las berenjenas directamente bajo la resistencia durante 4 minutos, darles la vuelta y asarlas durante otros 4 minutos, hasta que se doren.

Mientras la berenjena se asa, en un bol para servir, combina los garbanzos, la cebolla, la menta, las semillas de sésamo y el ajo. Añade el aliño reservado y mezcla suavemente para incorporar todos los ingredientes.

Cuando la berenjena esté hecha, con unas pinzas, transfiera las placas de la bandeja de hornear a una rejilla de enfriamiento y enfríe durante 3 minutos.

Cuando se haya enfriado un poco, coloque las berenjenas en una tabla de cortar y corte cada tabla en tiras de ½ pulgada.

Añada la berenjena a la fuente de servir con la mezcla de cebolla. Mezcle todo con cuidado y sirva caliente o a temperatura ambiente.

La nutrición:

Calorías: 159

Grasa: 4g

Carbohidratos: 26g

Proteínas: 6g

13.　　Cazuela de garbanzos y macarrones a la ministra

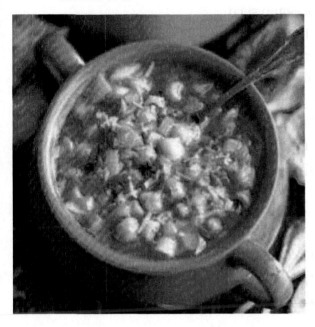

Tiempo de preparación: 15 minutos

Tiempo de cocción: 7 horas y 25 minutos

Porciones: 5

Ingredientes:

- 1 lata de garbanzos (425 g), escurrida y enjuagada
- 1 lata (28 onzas / 794 g) de tomates cortados en cubos, con el jugo
- 1 lata (6 onzas / 170 g) de pasta de tomate sin sal añadida
- 3 zanahorias medianas, cortadas en rodajas
- 3 dientes de ajo picados
- 1 cebolla amarilla mediana, picada

- 1 taza de sopa de verduras baja en sodio
- ½ cucharadita de romero seco
- 1 cucharadita de orégano seco
- 2 cucharaditas de jarabe de arce
- ½ cucharadita de sal marina
- ¼ de cucharadita de pimienta negra molida
- ½ libra (227 g) de judías verdes frescas, recortadas y cortadas en trozos del tamaño de un bocado
- 1 taza de pasta de macarrones
- 2 onzas (57 g) de queso parmesano rallado

Direcciones:

Excepto las judías verdes, la pasta y el queso parmesano, combina todos los ingredientes en la olla de cocción lenta y remueve para mezclarlos bien. Pon la tapa de la olla de cocción lenta y cocina a fuego lento durante 7 horas.

Añade la pasta y las judías verdes. Poner la tapa y cocinar a fuego alto durante 20 minutos o hasta que las verduras estén blandas y la pasta esté al dente.

Viértalas en una fuente grande y úntelas con queso parmesano antes de servirlas.

La nutrición:

Calorías: 349

Grasa: 6,7g

Proteínas: 16,5g

Carbohidratos: 59,9g

14.   Lentejas y arroz mediterráneos

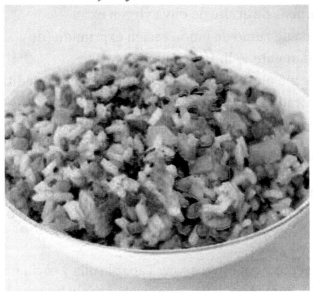

Tiempo de preparación: 5 minutos

Tiempo de cocción: 25 minutos

Porciones: 4

Ingredientes:

- 2¼ tazas de caldo de verduras bajo en sodio o sin sal
- ½ taza de lentejas marrones o verdes sin cocer
- ½ taza de arroz integral instantáneo sin cocer
- ½ taza de zanahorias picadas (aproximadamente 1 zanahoria)
- ½ taza de apio cortado en dados (aproximadamente 1 tallo)
- 1 lata (2,25 onzas) de aceitunas en rodajas, escurridas (aproximadamente ½ taza)
- ¼ de taza de cebolla roja picada (aproximadamente 1/8 de cebolla)

- ¼ de taza de perejil fresco de hoja rizada picado
- 1½ cucharadas de aceite de oliva virgen extra
- 1 cucharada de zumo de limón recién exprimido (de aproximadamente ½ limón pequeño)
- 1 diente de ajo picado (aproximadamente ½ cucharadita)
- ¼ de cucharadita de sal kosher o marina
- ¼ de cucharadita de pimienta negra recién molida

Direcciones:

En una cacerola mediana a fuego alto, llevar el caldo y las lentejas a ebullición, tapar y bajar el fuego a medio-bajo. Cocer durante 8 minutos.

Subir el fuego a medio y añadir el arroz. Tapar la olla y cocinar la mezcla durante 15 minutos, o hasta que se absorba el líquido. Retirar la olla del fuego y dejarla reposar, tapada, durante 1 minuto, y luego remover.

Mientras se cocinan las lentejas y el arroz, mezcle las zanahorias, el apio, las aceitunas, la cebolla y el perejil en una fuente grande.

En un bol pequeño, bata el aceite, el zumo de limón, el ajo, la sal y la pimienta. Reservar. Cuando las lentejas y el arroz estén cocidos, añádelos a la fuente de servir.

Vierta el aderezo por encima y mezcle todo. Sírvelo caliente o frío, o guárdalo en un recipiente cerrado en la nevera hasta 7 días.

La nutrición:

Calorías: 230; Grasa: 8g; Carbohidratos: 34g; Proteínas: 8g

15.   Polenta con acelgas salteadas y huevos fritos

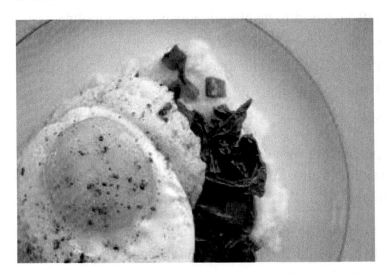

Tiempo de preparación: 5 minutos

Tiempo de cocción: 20 minutos

Porciones: 4

Ingredientes:

- 2½ tazas de agua
- ½ cucharadita de sal kosher
- ¾ tazas de harina de maíz integral
- ¼ de cucharadita de pimienta negra recién molida
- 2 cucharadas de queso parmesano rallado
- 1 cucharada de aceite de oliva virgen extra
- 1 manojo (aproximadamente 6 onzas) de acelgas, hojas y tallos picados y separados

- 2 dientes de ajo, cortados en rodajas
- ¼ de cucharadita de sal kosher
- 1/8 cucharadita de pimienta negra recién molida
- Zumo de limón (opcional)
- 1 cucharada de aceite de oliva virgen extra
- 4 huevos grandes

Direcciones:

Para la polenta, llevar a ebullición el agua y la sal en una cacerola mediana a fuego alto. Añadir lentamente la harina de maíz, batiendo constantemente.

Bajar el fuego a bajo, tapar y cocinar de 10 a 15 minutos, removiendo a menudo para evitar los grumos. Añada la pimienta y el parmesano y repártalos en 4 cuencos.

Para las acelgas, calentar el aceite en una sartén grande a fuego medio. Añade los tallos de las acelgas, el ajo, la sal y la pimienta; saltea durante 2 minutos. Añade las hojas de acelga y cocina hasta que se marchiten, entre 3 y 5 minutos.

Añadir un chorrito de zumo de limón (si se desea), mezclar y repartir uniformemente sobre la polenta.

Para los huevos, calentar el aceite en la misma sartén grande a fuego medio-alto. Romper cada huevo en la sartén, teniendo cuidado de no apilar la sartén y dejando espacio entre los huevos.

Cocinar hasta que las claras estén cuajadas y doradas por los bordes, unos 2 ó 3 minutos. Sirve los huevos al sol o dales la vuelta con cuidado y cocínalos 1 minuto más para que queden bien hechos. Colocar un huevo sobre la polenta y las acelgas en cada cuenco.

La nutrición:

Calorías: 310

Proteínas: 17 g

Grasa: 18 g

Carbohidratos: 21 g

Almuerzo

16. Chuletas de cordero a la española

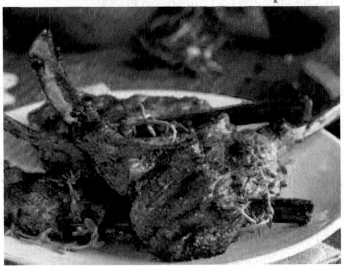

Tiempo de preparación: 10 minutos

Tiempo de cocción: 8 horas

Raciones: 2

Ingredientes:

- 1 cucharadita de aceite de oliva virgen extra
- ½ taza de cebolla picada
- ½ taza de pimiento rojo asado picado
- 2 cucharadas de perejil fresco
- ½ taza de vino tinto
- 1/8 de cucharadita de sal marina
- Pimienta negra recién molida
- 1 cucharadita de ajo picado

- ½ cucharadita de romero fresco picado
- 1 cucharadita de pimentón ahumado
- 2 paletas de cordero con hueso, sin grasa
- 2 patatas rojas, sin pelar, cortadas en cuartos

Direcciones:

Engrasa el interior de la olla de cocción lenta con el aceite de oliva.

Poner la cebolla, el pimiento rojo, el perejil y el vino en el slow cooker.

En un cuenco pequeño, mezcle la sal, unas cuantas moliendas de pimienta negra, el ajo, el romero y el pimentón. Frote esta mezcla sobre las chuletas de cordero.

Para obtener un mejor sabor, hágalo con un día de antelación para que todos los sabores del aliño se impregnen en la carne.

Coloca las chuletas en la olla de cocción lenta sobre la mezcla de cebolla y vino.

Es posible que las chuletas tengan que superponerse ligeramente unas a otras para que encajen.

Colocar las patatas encima del cordero.

Tapar y cocinar a fuego lento durante 8 horas.

La nutrición:

Calorías: 419; Grasas saturadas: 4g; Grasas trans: 0g; Carbohidratos: 43g; Fibra: 6g; Sodio: 326mg; Proteínas: 27g

17.   Polenta de pollo al pesto

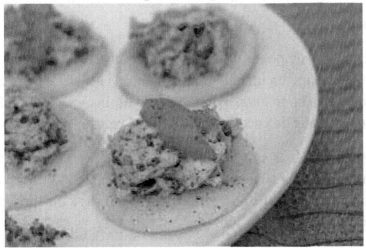

Tiempo de preparación: 15 minutos

Tiempo de cocción: 6 horas y 45 minutos

Porciones: 6

Ingredientes:

- 4 pechugas de pollo deshuesadas y sin piel, en trozos del tamaño de un bocado
- 1 taza de pesto preparado, dividido
- 1 cebolla mediana, pelada y cortada en dados finos
- 4 dientes de ajo picados
- 11/2 cucharaditas de condimento italiano seco
- 1 tubo (16 onzas) de polenta preparada, cortada en rodajas de 1/2".
- 2 tazas de espinacas frescas picadas
- 1 lata (141/2 onzas) de tomates cortados en cubos

- 1 bolsa (8 onzas) de queso italiano rallado bajo en grasa

Direcciones:

Mezcla los trozos de pollo con el pesto, la cebolla, el ajo y el condimento italiano en un bol grande. Coloca la mitad de la mezcla de pollo, la mitad de la polenta, la mitad de las espinacas y la mitad de los tomates en una olla de cocción lenta de 4 a 5 cuartos engrasada.

Continúe con las capas, terminando con los tomates. Tapa y cocina a fuego lento durante 4-6 horas o a fuego alto durante 2-3 horas. Cubra con el queso. Tapa y sigue cocinando de 45 minutos a una hora hasta que el queso se haya derretido.

La nutrición:

Calorías: 535

Grasa: 16g

Proteínas: 32g

Sodio: 429mg

Fibra: 4g

Carbohidratos: 65g

Azúcar: 4g

18. Carne al Cilantro

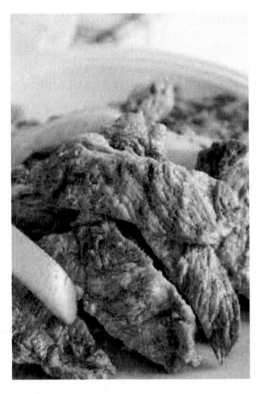

Tiempo de preparación: 10 minutos

Tiempo de cocción: 4,5 horas

Porciones: 4

Ingredientes:

- Lomo de ternera de 1 libra, cortado en trozos grandes
- ¼ de taza de vinagre de sidra de manzana
- 1 cucharada de cilantro seco
- ½ cucharadita de albahaca seca

- 1 taza de agua
- 1 cucharadita de pasta de tomate

Direcciones:

Mezcle la carne con la pasta de tomate, el cilantro seco y la albahaca.

A continuación, pásalo a la olla de cocción lenta.

Añade vinagre de sidra de manzana y agua.

Cocine la carne al cilantro durante 4,5 horas en Alto.

La nutrición:

211 calorías,

30,4g de proteínas,

0,4g de carbohidratos,

9,5g de grasa,

0,1g de fibra,

81mg de colesterol,

66mg de sodio,

412mg de potasio

19.   Pato dulce y picante

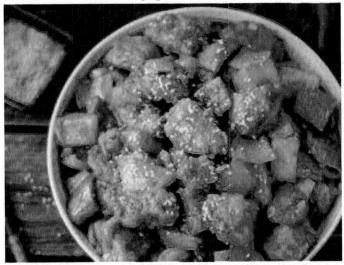

Tiempo de preparación: 15 minutos

Tiempo de cocción: 4 horas y 4 minutos

Porciones: 6

Ingredientes:

- 1 pato (3 libras), sin piel
- 1 cucharada de aceite de oliva
- 1/2 cucharadita de sal kosher
- 1/2 cucharadita de pimienta negra recién molida
- 1/2 cucharadita de copos de pimienta roja
- 2 dientes de ajo picados
- 1 manzana mediana, cortada en trozos de una pulgada
- 1 pera mediana, pelada, cortada en trozos de una pulgada
- 1 cucharada de zumo de limón

- 1 cebolla roja grande, pelada y picada
- 1 zanahoria grande, pelada y picada
- 1 tallo de apio picado
- 1/2 taza de vino tinto seco
- 1/4 de taza de miel
- 1/4 de taza de vinagre de sidra
- 1 taza de caldo de pollo asado

Direcciones:

Retirar la grasa sobrante del pato. Cortar en porciones del tamaño de una ración. Calentar el aceite de oliva en una sartén grande o en un horno holandés hasta que esté caliente pero no humeante. Añadir el pato y sazonar con sal, pimienta y escamas de pimiento rojo.

Cocinar durante 3 minutos por un lado. Añadir el ajo a la sartén, dar la vuelta al pato y cocinar durante 1 minuto. Mientras se dora el pato, pon los trozos de manzana y pera en un bol con agua fría y zumo de limón.

Poner la cebolla, la zanahoria y el apio en el fondo de una olla de cocción lenta de 4 a 5 cuartos. Escurre la manzana y la pera, y cubre las verduras con la mezcla de pato y manzana y pera.

En un bol pequeño, bata el vino, la miel, el vinagre y el caldo. Verter sobre el pato. Tapar y cocinar a fuego alto durante 3-4 horas.

La nutrición:

Calorías: 422; Grasa: 12g; Proteína: 46; Sodio: 516mg; Fibra: 2g; Carbohidratos: 26g; Azúcar: 19g

20.   Tazón de carne y cebollas

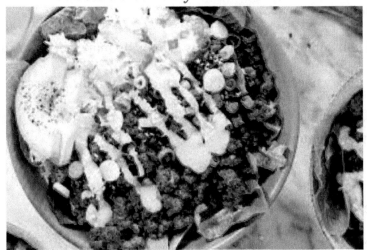

Tiempo de preparación: 10 minutos

Tiempo de cocción: 5 horas

Porciones: 4

Ingredientes:

- 1 cucharadita de chile en polvo
- 2 oz. de cebolletas, picadas
- 1 libra de carne para guisar, cortada en cubos
- 1 taza de granos de maíz congelados
- 1 taza de agua
- 2 cucharadas de pasta de tomate
- 1 cucharadita de ajo picado

Direcciones:

Mezclar el agua con la pasta de tomate y verter el líquido en la olla de cocción lenta.

Añada el chile en polvo, la carne, los granos de maíz y el ajo picado.

Cierre la tapa y cocine la comida a fuego alto durante 5 horas.

Cuando la comida esté cocida, transfiera la mezcla en los tazones y cubra con cebolletas.

La nutrición:

258 calorías,

 36,4g de proteínas,

10,4g de carbohidratos,

7,7g de grasa,

2g de fibra,

101mg de colesterol,

99mg de sodio,

697 mg de potasio

21.   Fajitas de bistec en adobo

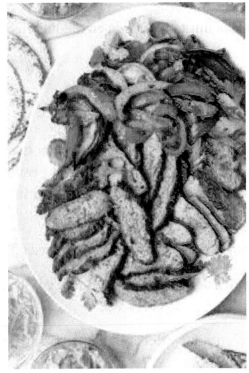

Tiempo de preparación: 10 minutos

Tiempo de cocción: 6 - 8 horas

Raciones: 2

Ingredientes:

- 1 cucharada de zumo de lima recién exprimido
- 1 cucharada de ajo picado
- 2 cucharadas de chipotles picados en adobo
- 1 cucharada de aceite de oliva virgen extra
- 1/8 de cucharadita de sal marina
- 12 onzas de filete de falda, cortado en rodajas finas

- 2 pimientos, de colores variados, sin corazón y cortados en tiras finas
- ½ cebolla, partida por la mitad y cortada en medios círculos finos
- 4 tortillas de maíz
- 1 aguacate pequeño, en rodajas, para decorar

Direcciones:

En un tazón pequeño, bata el jugo de limón, el ajo, los chipotles, el aceite de oliva y la sal. Agregue la carne de falda al tazón y revuélvala para cubrirla completamente. Si lo desea, puede dejarla marinar toda la noche en el refrigerador.

Poner el filete, los pimientos y las cebollas en la olla de cocción lenta.

Tapa y cocina a fuego lento de 6 a 8 horas. Las verduras y la carne estarán muy tiernas.

Servir en tortillas de maíz calentadas y decoradas con las rodajas de aguacate.

La nutrición:

Calorías: 791

Grasas saturadas: 12g

Grasas trans: 0g

Carbohidratos: 46g

Fibra: 15g

Proteínas: 52g

22.   Pollo a la parmesana clásico

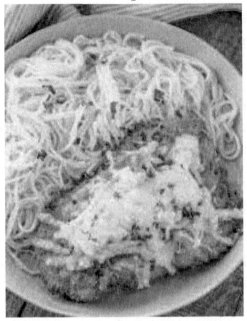

Tiempo de preparación: 15 minutos

Tiempo de cocción: 4 horas y 13 minutos

Porciones: 4

Ingredientes:

- 1 huevo grande
- 1/2 taza de pan rallado
- 1/2 cucharadita de albahaca seca
- 1/2 cucharadita de orégano seco
- 6 mitades de pechuga de pollo deshuesada y sin piel (4 onzas)
- 1 cucharada de aceite de oliva
- 13/4 tazas de salsa de tomate

- 1/2 taza de queso mozzarella rallado
- 2 cucharadas de queso parmesano rallado
- 1/4 de taza de perejil fresco picado

Direcciones:

Mezclar el huevo hasta que esté espumoso en un plato llano. Mezclar el pan rallado, la albahaca y el orégano en otro plato llano. Sumerja el pollo en el huevo y luego en la mezcla de pan rallado para cubrirlo.

Calentar el aceite de oliva en una sartén grande hasta que esté caliente pero no humeante. Ponga el pollo y dórelo en 3 minutos. Dar la vuelta y volver a cocinar en 3 minutos.

Poner el pollo en una olla de cocción lenta de 4 a 5 cuartos. Cúbrelo con la salsa de tomate. Cocine a fuego alto durante 3-4 horas. Espolvorea con los quesos, pon el fuego a bajo y cocina durante 10 minutos. Retira de la olla de cocción lenta y adorna con perejil.

La nutrición:

Calorías: 278

Grasa: 11g

Proteínas: 32g

Sodio: 732mg

Fibra: 1,5g

Carbohidratos: 11g

Azúcar: 4g

23.   Costillas al estilo coreano y zanahorias

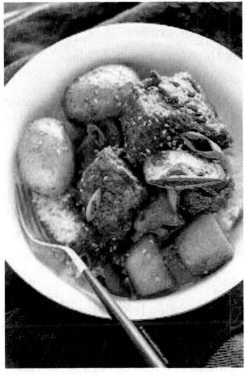

Tiempo de preparación: 10 minutos

Tiempo de cocción: 8 horas

Raciones: 2

Ingredientes:

- 1 cucharada de salsa de soja baja en sodio
- 1 cucharada de salsa de pescado
- 1 cucharada de vinagre de vino de arroz
- 1 cucharadita de Sriracha
- 1 cucharadita de aceite de sésamo tostado

- 1 cucharadita de ajo picado
- 1 cucharadita de jengibre fresco picado
- 8 onzas de costillas cortas, sin grasa
- 4 zanahorias, cortadas en trozos de 2 pulgadas
- 2 tazas de caldo de carne bajo en sodio
- 1 cebolleta, partes blanca y verde, cortada en rodajas finas, para decorar

Direcciones:

En un bol pequeño, bata la salsa de soja, la salsa de pescado, el vinagre, la Sriracha, el aceite de sésamo, el ajo y el jengibre. Extienda esta mezcla sobre las costillas para cubrirlas bien. Puede hacer esto con un día de antelación si lo desea y guardar las costillas en la nevera.

Poner las zanahorias en la olla de cocción lenta y luego poner las costillas encima. Vierte el caldo de carne.

Tapar y cocinar a fuego lento durante 8 horas. Para servir, adorne las costillas con las cebolletas.

La nutrición:

Calorías: 532

Grasas saturadas: 18g

Grasas trans: 0g

Carbohidratos: 15g

Fibra: 3g

Proteínas: 18g

24.   Pollo asado

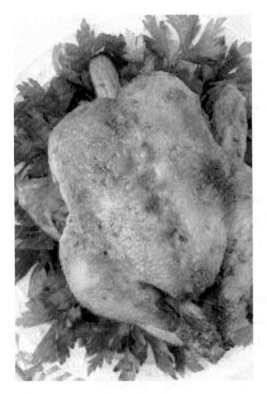

Tiempo de preparación: 15 minutos

Tiempo de cocción: 5 horas y 15 minutos

Porciones: 6

Ingredientes:

- 1 (4 libras) de pollo entero
- 11/2 cucharaditas de sal kosher
- 2 cucharaditas de pimentón
- 1/2 cucharadita de cebolla en polvo

- 1/2 cucharadita de tomillo seco
- 1/2 cucharadita de albahaca seca
- 1/2 cucharadita de pimienta blanca molida
- 1/2 cucharadita de pimienta de cayena molida
- 1/2 cucharadita de pimienta negra molida
- 1/2 cucharadita de ajo en polvo
- 2 cucharadas de aceite de oliva

Direcciones:

En un bol pequeño, mezclar la sal, el pimentón, la cebolla en polvo, el tomillo, la albahaca, la pimienta blanca, la pimienta de cayena, la pimienta negra y el ajo en polvo. Masajear con la mezcla de especias todo el pollo.

Coloque el pollo con especias en una olla de cocción lenta de 6 cuartos engrasada. Rocíe el aceite de oliva uniformemente sobre el pollo. Cocine a fuego alto durante 3-31/2 horas o a fuego lento durante 4-5 horas. Saque el pollo con cuidado de la olla de cocción lenta y colóquelo en un plato grande o una fuente de servir.

La nutrición:

Calorías: 400

Grasa: 14g

Proteínas: 64g

Sodio: 820mg

Fibra: 0,5g

Carbohidratos: 1g

25.   Carne con verduras

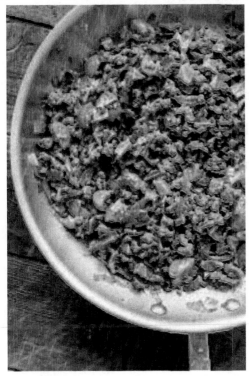

Tiempo de preparación: 15 minutos

Tiempo de cocción: 8 horas

Porciones: 3

Ingredientes:

- 1 taza de espinacas frescas picadas
- 9 oz. de carne para guisar, cortada en cubos
- 1 taza de acelgas, c lupuladas
- 2 tazas de agua
- 1 cucharadita de aceite de oliva

- 1 cucharadita de romero seco

Direcciones:

Calentar el aceite de oliva en la sartén.

Añada la carne y ásela durante 1 minuto por cada lado.

A continuación, transfiera la carne en la olla de cocción lenta.

Añade las acelgas, las espinacas, el agua y el romero.

Cierre la tapa y cocine la comida a fuego lento durante 8 horas.

La nutrición:

177 calorías,

26,3g de proteínas,

1,1g de carbohidratos,

7g de grasa,

0,6g de fibra,

76mg de colesterol,

95 mg de sodio,

449 mg de potasio

26. Pollo al romero con patatas

Tiempo de preparación: 15 minutos

Tiempo de cocción: 4 horas y 10 minutos

Porciones: 6

Ingredientes:

- 1 cucharada de aceite de oliva
- 2 libras de muslos de pollo deshuesados y sin piel
- 1/2 cucharadita de sal kosher
- 1/2 cucharadita de pimienta negra recién molida
- 6 patatas rojas pequeñas, cortadas por la mitad
- 1 puerro (sólo las partes blancas y verdes pálidas), cortado en trozos de 1".
- 6 ramitas de romero, divididas
- 1 diente de ajo picado
- 1/2 taza de caldo de pollo asado
- 1/4 de taza de alcaparras

Direcciones:

Calentar el aceite de oliva en una sartén grande a fuego medio hasta que esté caliente pero no humeante. Poner el pollo y masajear con sal y pimienta. Cocinar en 5 minutos por un lado y dar la vuelta. Cocinar durante 5 minutos más.

Coloque las patatas y el puerro en una olla de cocción lenta de 4 a 5 cuartos. Cubre con 5 ramitas de romero y ajo. Coloca los muslos de pollo sobre el romero. Vierte el caldo sobre el pollo y las patatas. Tapa y cocina a fuego alto durante 3-4 horas. Poner las alcaparras antes de servir y adornar con el romero restante.

La nutrición:

Calorías: 336

Grasa: 9g

Proteínas: 33g

Sodio: 595mg

Fibra: 3g

Carbohidratos: 30g

Azúcar: 2g

27.   Pescado a la parrilla con limones

Tiempo de preparación: 10 minutos

Tiempo de cocción: 10 horas

Porciones: 4

Ingredientes:

- 4 filetes de pescado (4 onzas), como tilapia, salmón, bagre, bacalao o su pescado favorito
- Spray antiadherente para cocinar
- 3 ó 4 limones medianos
- 1 cucharada de aceite de oliva virgen extra
- ¼ de cucharadita de pimienta negra recién molida
- ¼ de cucharadita de sal kosher o marina

Direcciones:

Usando toallas de papel, secar los filetes y dejarlos reposar a temperatura ambiente durante 10 minutos. Mientras tanto, cubra la rejilla fría de la parrilla con spray antiadherente para cocinar y precaliente la parrilla a 400 °F, o a fuego medio-alto. O precaliente una sartén de parrilla a fuego medio-alto en la estufa.

Cortar un limón por la mitad y reservar la mitad. Corta la mitad restante de ese limón y los demás limones en rodajas de ¼ de pulgada de grosor. (Debería tener entre 12 y 16 rodajas de limón.) En un bol pequeño, exprima 1 cucharada de zumo de la mitad de limón reservada.

Añadir el aceite al bol con el zumo de limón y mezclar bien. Unte ambos lados del pescado con la mezcla de aceite, y espolvoree uniformemente con pimienta y sal.

Coloque con cuidado las rodajas de limón en la parrilla (o en la sartén de la parrilla), disponiendo 3 o 4 rodajas juntas en forma de filete de pescado, y repita con las rodajas restantes. Coloque los filetes de pescado directamente sobre las rodajas de limón, y ase con la tapa cerrada. (Si se asa en el fogón, cúbralo con la tapa de una olla grande o con papel de aluminio). Déle la vuelta al pescado a mitad del tiempo de cocción sólo si los filetes tienen más de media pulgada de grosor. El pescado está hecho y listo para servir cuando empieza a separarse en escamas (trozos) al presionarlo suavemente con un tenedor.

Consejo sobre los ingredientes: Utilizamos la regla de los 10 minutos por pulgada para asar, hornear, asar a la parrilla o freír cualquier tipo de pescado, ya que el tamaño de los filetes de pescado varía mucho. Mida la parte más gruesa de sus filetes de pescado para determinar el tiempo de cocción, y compruebe el pescado uno o dos minutos antes de que se cumpla el tiempo de cocción sugerido para evitar que el pescado se reseque o se cocine demasiado. El pescado está hecho cuando empieza a separarse en escamas (trozos) al presionarlo suavemente con un tenedor. La temperatura interna segura para el pescado y el marisco es de 145°F.

La nutrición:

Calorías: 147; Grasa total: 5g; Grasa saturada: 1g; Colesterol: 55mg; Sodio: 158mg; Carbohidratos totales: 4g; Fibra: 1g; Proteínas: 22g

28. Lubina cremosa

Tiempo de preparación: 15 minutos

Tiempo de cocción: 2 horas

Porciones: 4

Ingredientes:

- Filetes de lubina de 1 libra, deshuesados
- 1 cucharadita de ajo en polvo
- ½ cucharadita de condimento italiano
- ½ cucharadita de sal
- ¼ de taza de nata líquida
- 1 cucharada de mantequilla

Direcciones:

En la olla de cocción lenta, mezcle la lubina con los demás ingredientes.

Cierra la tapa de la olla de cocción lenta y cocina durante 2 horas en Alto.

La nutrición:

Calorías 231,

La grasa 14.9,

Carbohidratos 7,4,

Proteínas 24,2

29.   Hamburguesas toscanas de atún y calabacín

Tiempo de preparación: 5 minutos

Tiempo de cocción: 10 minutos

Porciones: 4

Ingredientes:

- 3 rebanadas de pan de molde integral, tostadas
- 2 latas (5 onzas) de atún en aceite de oliva, escurridas
- 1 taza de calabacín rallado (aproximadamente ¾ de calabacín pequeño)
- 1 huevo grande, ligeramente batido
- ¼ de taza de pimiento rojo picado (aproximadamente ¼ de pimiento)
- 1 cucharada de orégano seco
- 1 cucharadita de ralladura de limón
- ¼ de cucharadita de pimienta negra recién molida
- ¼ de cucharadita de sal kosher o marina
- 1 cucharada de aceite de oliva virgen extra
- Ensalada verde o 4 panecillos integrales, para servir (opcional)

Direcciones:

Desmenuce el pan tostado con los dedos (o utilice un cuchillo para cortarlo en cubos de ¼ de pulgada) hasta que tenga 1 taza de migas sueltas. Vierta las migas en un bol grande. Añada el atún, el calabacín, el huevo, el pimiento, el orégano, la ralladura de limón, la pimienta negra y la sal. Mezclar bien con un tenedor. Con las manos, forme la mezcla en cuatro hamburguesas (del tamaño de ½ taza). Colóquelas en un plato y presione cada hamburguesa hasta que tenga un grosor de ¾ de pulgada.

En una sartén grande a fuego medio-alto, calentar el aceite hasta que esté muy caliente, unos 2 minutos. Añadir las hamburguesas al aceite caliente y bajar el fuego a medio. Cocinar las hamburguesas durante 5 minutos, darles la vuelta con una espátula y cocinarlas otros 5 minutos. Disfrute tal cual o sirva sobre ensaladas verdes o panecillos de trigo integral.

Consejo sobre el ingrediente: Piensa en la pimienta negra como una especia, no sólo como compañera de la sal. La pimienta negra puede animar un plato con un poco de calor, pero sin abrumar a otros sabores. Para obtener el mejor sabor, compra granos de pimienta enteros y muélelos en un molinillo de pimienta o de café. O compra los molinillos de plástico que ya contienen granos de pimienta enteros (en el pasillo de las especias).

La nutrición:

Calorías: 191;

Grasa total: 10g;

Grasas saturadas: 2g;

Colesterol: 72mg;

Sodio: 472mg;

Carbohidratos totales: 11g;

Fibra: 2g;

Proteínas: 15g

30.   Comida de la fiesta del almuerzo

Tiempo de preparación: 20 minutos

Tiempo de cocción: 4½ horas

Porciones: 4

Ingredientes:

- 1 lata (14½ onzas) de tomates cortados en cubos, escurridos
- 1 C. de pimiento dulce rojo, sin semillas y picado
- 1 C. de calabacín en rodajas
- 2 dientes de ajo picados
- ½ C. de vino blanco seco
- 8 oz. de camarones medianos congelados, descongelados
- 8 aceitunas Klamath, sin hueso y picadas en trozos grandes
- ¼ C. de albahaca fresca, picada
- 1 cucharada de aceite de oliva
- 1½ cucharadita de romero fresco picado
- Sal, al gusto
- 2 oz. de queso feta, desmenuzado

Direcciones:

En una olla de cocción lenta ligeramente engrasada, colocar los tomates, el pimiento dulce, el calabacín, el ajo y el vino y mezclar bien.

Ponga la olla de cocción lenta en "Bajo" y cocine, tapada, durante unas 4 horas.

Destape la olla de cocción lenta y añada las gambas.

Poner la olla de cocción lenta en "Alto" y cocinar, tapada, durante unos 30 minutos.

Destape la olla de cocción lenta y añada el resto de los ingredientes.

Servir caliente con la cobertura de queso feta.

Nutrición

Calorías por ración: 206;

Carbohidratos: 10.8g;

Proteínas: 16,7g;

Grasa: 8,9g;

Azúcar: 5,5g;

Sodio: 423mg;

Fibra: 2,5g

Cena

31.   Guisantes de mantequilla

Tiempo de preparación: 10 minutos

Tiempo de cocción: 3 horas

Porciones: 4

Ingredientes:

- 1 taza de guisantes verdes
- 1 cucharadita de ajo picado
- 1 cucharada de mantequilla ablandada
- ½ cucharadita de pimienta de cayena
- 1 cucharada de aceite de oliva
- ¾ de cucharadita de sal
- 1 cucharadita de pimentón
- 1 cucharadita de garam masala
- ½ taza de caldo de pollo

Direcciones:

En la olla de cocción lenta, mezcle los guisantes con la mantequilla, el ajo y los demás ingredientes,

Cierre la tapa y cocínelo durante 3 horas en Alto.

La nutrición:

Calorías 121, Grasas 6,5, Fibra 3, Carbohidratos 3,4, Proteínas 0,6

32.   Mezcla de judías verdes con pimentón picante

Tiempo de preparación: 10 minutos

Tiempo de cocción: 1 hora

Porciones: 4

Ingredientes:

- 2 libras de camarones, pelados y desvenados
- ½ libra de judías verdes, recortadas y cortadas por la mitad
- 1 cucharada de aceite de aguacate
- ½ taza de caldo de verduras bajo en sodio
- 1 cucharada de zumo de tomate
- ½ taza de cebolla roja picada
- 1 cucharadita de pimentón picante
- 2 cucharadas de cilantro picado

Direcciones:

1.   En la olla de cocción lenta, combina las gambas con las judías verdes, el aceite y los demás ingredientes, pon la tapa y cocina a velocidad alta durante 1 hora.

2.   Dividir en cuencos y servir.

La nutrición:

Calorías 301, Grasa 4,4g, Colesterol 478mg, Sodio 604mg, Carbohidratos 9,6g, Fibra 2,4g, Azúcares 1,7g, Proteínas 53g, Potasio 546mg

33.   Espárragos al limón

Tiempo de preparación: 8 minutos

Tiempo de cocción: 5 horas

Porciones: 2

Ingredientes:

- 8 oz de espárragos
- ½ taza de mantequilla
- Zumo de 1 limón
- Ralladura de 1 limón
- ½ cucharadita de cúrcuma
- 1 cucharadita de romero seco

Direcciones:

En tu olla de cocción lenta, mezcla los espárragos con la mantequilla, el zumo de limón y los demás ingredientes y cierra la tapa.

Cocinar las verduras a fuego lento durante 5 horas. Divida entre los platos y sirva.

La nutrición:

Calorías 139,

Grasa 4.6.,

Fibra 2.5,

Carbohidratos 3.3,

Proteína 3,5

34.   Alubias verdes con lima

Tiempo de preparación: 10 minutos

Tiempo de cocción: 2 horas y 30 minutos

Porciones: 5

Ingredientes:

- 1 libra de judías verdes, recortadas y cortadas por la mitad
- 2 cebolletas picadas
- 2 cucharadas de zumo de lima
- ½ cucharadita de ralladura de lima, rallada
- 2 cucharadas de aceite de oliva
- ¼ de cucharadita de pimienta negra molida
- ¾ de cucharadita de sal
- ¾ de taza de agua

Direcciones:

En la olla de cocción lenta, mezcla las judías verdes con las cebolletas y los demás ingredientes y cierra la tapa.

Cocine durante 2,5 horas en Alto.

La nutrición:

Calorías 67, Grasas 5,6, Fibra 2, Carbohidratos 4, Proteínas 2,1

35.   Cazuela de quinoa y tomatillos

Tiempo de preparación: 10 minutos

Tiempo de cocción: 4 horas

Porciones: 4

Ingredientes:

- 1 taza de queso suizo bajo en grasas, rallado
- 12 onzas de tomatillos, picados
- 1 pimiento rojo picado
- 1 pinta de tomates cherry picados
- ½ taza de cebolla blanca picada
- 2 cucharadas de orégano picado
- Una pizca de pimienta negra
- 1 taza de quinoa
- 1 cucharada de zumo de lima
- 2 libras de calabaza amarilla de verano, cortada en cubos
- Spray de cocina

Direcciones:

En un bol, mezclar los tomates con los tomatillos, la cebolla, el zumo de lima y la pimienta negra y mezclar.

Engrasa tu olla de cocción lenta con el spray de cocina y añade la quinoa.

Añade la mitad del queso y la calabaza y extiende.

Añade el resto del queso y la mezcla de tomatillos, extiende, tapa y cocina a fuego lento durante 4 horas.

Repartir en los platos, espolvorear el orégano por encima y servir.

La nutrición:

Calorías 388,

Grasa 11,1g,

Colesterol 25mg,

Sodio 203mg,

Carbohidratos 50,1g,

Fibra 10,1g,

Azúcares 8,3g,

Proteína 21,1g,

Potasio 800mg

36.   Pastel de camarones asados y ñoquis

Tiempo de preparación: 10 minutos

Tiempo de cocción: 20 minutos

Porciones: 4

Ingredientes:

- 1 taza de tomate fresco picado (aproximadamente 1 tomate grande)
- 2 cucharadas de aceite de oliva virgen extra
- 2 dientes de ajo picados (aproximadamente 1 cucharadita)
- ½ cucharadita de pimienta negra recién molida
- ¼ de cucharadita de pimienta roja triturada
- 1 tarro (12 onzas) de pimientos rojos asados, escurridos y picados en trozos grandes
- 1 libra de gambas frescas crudas (o congeladas y descongeladas), sin caparazón ni cola
- 1 libra de ñoquis congelados (sin descongelar)
- ½ taza de queso feta en cubos (aproximadamente 2 onzas)
- 1/3 de taza de hojas de albahaca frescas arrancadas

Direcciones:

Precaliente el horno a 425°F.

En una fuente de horno, mezclar los tomates, el aceite, el ajo, la pimienta negra y la pimienta roja triturada. Asar en el horno durante 10 minutos.

Incorporar los pimientos asados y las gambas. Asar durante 10 minutos más, hasta que las gambas se vuelvan rosadas y blancas.

Mientras se cocinan las gambas, cocine los ñoquis al fuego según las instrucciones del paquete. Escúrrelos en un colador y mantenlos calientes.

Retirar la fuente del horno. Mezclar los ñoquis cocidos, el queso feta y la albahaca, y servir.

Consejo sobre los ingredientes: Puede sustituir los tomates picados por tomates en lata escurridos. Busca tomates enlatados bajos en sodio o sin sal añadida.

La nutrición:

Calorías: 277;

Grasa total: 7g;

Grasas saturadas: 2g;

Colesterol: 130mg;

Sodio: 653mg;

Carbohidratos totales: 35g;

Fibra: 1g;

Proteínas: 20g

37. Los langostinos más fáciles de hacer

Tiempo de preparación: 15 minutos

Tiempo de cocción: 1½ horas

Porciones: 4

Ingredientes:

- 1 libra de gambas crudas, peladas y desvenadas
- ¼ C. de caldo de pollo
- 2 cucharadas de mantequilla
- 2 cucharadas de aceite de oliva
- 1 cucharada de zumo de limón fresco
- 1 cucharada de ajo picado
- 1 cucharada de perejil seco
- Sal y pimienta negra recién molida, al gusto

Direcciones:

En una olla de cocción lenta, coloque todos los ingredientes y revuelva para combinarlos.

Ponga la olla de cocción lenta en "Alto" y cocine, tapada, durante aproximadamente 1½ horas.

Destapa la olla de cocción lenta y remueve la mezcla.

Servir caliente.

Nutrición

Calorías por ración: 252;

Carbohidratos: 2.6g;

Proteínas: 26,4g;

Grasa: 14,8g;

Azúcar: 0,2g;

Sodio: 406mg;

Fibra: 0,1g

38. Pilaf de arroz integral con pasas doradas

Tiempo de preparación: 5 minutos

Tiempo de cocción: 15 minutos

Porciones: 6

Ingredientes:

- 1 cucharada de aceite de oliva virgen extra
- 1 taza de cebolla picada (aproximadamente ½ cebolla mediana)
- ½ taza de zanahoria rallada (aproximadamente 1 zanahoria mediana)
- 1 cucharadita de comino molido
- ½ cucharadita de canela molida
- 2 tazas de arroz integral instantáneo
- 1¾ tazas de zumo de naranja 100%
- ¼ de taza de agua
- 1 taza de pasas doradas
- ½ taza de pistachos sin cáscara
- Cebollino fresco picado (opcional)

Direcciones:

En una cacerola mediana a fuego medio-alto, calentar el aceite.

Añadir la cebolla y cocinar durante 5 minutos, removiendo frecuentemente.

Añadir la zanahoria, el comino y la canela, y cocinar durante 1 minuto, removiendo frecuentemente.

Añade el arroz, el zumo de naranja y el agua. Llevar a ebullición, tapar y bajar el fuego a medio-bajo. Cocer a fuego lento durante 7 minutos, o hasta que el arroz esté bien cocido y el líquido se haya absorbido.

Incorporar las pasas, los pistachos y el cebollino (si se utiliza) y servir.

La nutrición:

Calorías: 320;

Grasa total: 7g;

Grasas saturadas: 0g;

Colesterol: 0mg;

Sodio: 37mg;

Carbohidratos totales: 61g;

Fibra: 5g;

Proteínas: 6g

39.   Arroz español de cocción lenta

Tiempo de preparación: 10 minutos

Tiempo de cocción: 4 horas 10 minutos

Porciones: 8

Ingredientes:

- Aceite de oliva - 2 cucharadas, aceite de oliva extra para engrasar la crockpot.
- Arroz integral - 2 tazas
- Tomates en cubitos en lata - 14½ onzas
- Cebolla amarilla mediana, picada - 1
- Ajo picado - 3 dientes
- Caldo o caldo bajo en sodio (de pollo o verduras), o agua - 2 tazas
- Pimiento rojo, de tamaño medio cortado - ½
- Pimiento amarillo, en dados medianos - ½
- Comino molido - 1 ½ cucharadita
- Chili en polvo - 2 cucharaditas
- Sal Kosher - 1½ cucharaditas
- Hojas de cilantro fresco, para adornar - 2 cucharadas

Direcciones:

Vierta aceite de oliva en una sartén grande y llévela a fuego medio.

Añade el arroz a la sartén y combínalo bien para que los granos queden cubiertos de aceite de oliva.

Ahora ponga la cebolla en la sartén y saltee durante unos 5 minutos, hasta que el arroz se dore pálidamente.

Engrase ligeramente el interior de la crockpot con aceite de oliva.

Transfiera el arroz integral a la olla de cocción lenta.

Añada el caldo, los pimientos, los tomates, el ajo, el comino, el chile en polvo y la sal y combínelo todo.

Tapa la olla y cocina a fuego lento durante unas 4 horas. Dos horas más tarde, compruebe si el líquido está siendo bien absorbido por el arroz.

Continuar la cocción hasta que el arroz se ablande y se absorba toda la humedad.

Cubrirlo con hojas de cilantro y servirlo caliente.

La nutrición:

Calorías: 55

Carbohidratos: 5.36g

Fibra: 1,82g

Proteínas: 1,01g

Colesterol: 0g

Azúcar: 2,31g

Grasa: 3,78g

Sodio: 394,26 mg

40.   Pasta triplemente verde

Tiempo de preparación: 5 minutos

Tiempo de cocción: 15 minutos

Porciones: 4

Ingredientes:

- 8 onzas de penne sin cocer
- 1 cucharada de aceite de oliva virgen extra
- 2 dientes de ajo picados (1 cucharadita)
- ¼ de cucharadita de pimienta roja triturada
- 2 tazas de perejil fresco de hoja plana (italiano) picado, incluidos los tallos
- 5 tazas de espinacas tiernas sin apretar (unas 5 onzas)
- ¼ de cucharadita de nuez moscada molida
- ¼ de cucharadita de pimienta negra recién molida
- ¼ de cucharadita de sal kosher o marina
- 1/3 de taza de aceitunas Castelvetrano (u otras aceitunas verdes), sin hueso y en rodajas (unas 12)
- 1/3 de taza de queso pecorino romano o parmesano rallado (aproximadamente 1 onza)

Direcciones:

En una olla grande, cocer la pasta según las instrucciones del paquete, pero hirviendo 1 minuto menos de lo indicado. Escurre la pasta y guarda ¼ de taza del agua de cocción.

Mientras se cocina la pasta, en una sartén grande a fuego medio, calentar el aceite. Añadir el ajo y la pimienta roja triturada, y cocinar durante 30 segundos, removiendo constantemente. Añadir el perejil y cocinar durante 1 minuto, removiendo constantemente. Añadir las espinacas, la nuez moscada, la pimienta y la sal, y cocinar durante 3 minutos, removiendo de vez en cuando, hasta que las espinacas se marchiten.

Añadir la pasta y el ¼ de taza de agua de la pasta reservada a la sartén. Incorpore las aceitunas y cocine durante unos 2 minutos, hasta que se haya absorbido la mayor parte del agua de la pasta. Retire del fuego, añada el queso y sirva.

La nutrición:

Calorías: 271;

Grasa total: 8g;

Grasas saturadas: 2g;

Colesterol: 5mg;

Sodio: 345mg;

Carbohidratos totales: 43g;

Fibra: 10g;

Proteínas: 15g

Postre

41.   Tazas de mantequilla de cacahuete con leche

Tiempo de preparación: 10 minutos, más 1 hora para enfriar

Tiempo de cocción: 5 minutos

Raciones: 2

Ingredientes:

- Spray de cocina
- 12 onzas de chocolate con leche, roto en trozos
- 2 cucharadas de aceite de coco
- 12 cucharaditas de mantequilla de cacahuete cremosa natural
- 1/8 de cucharadita de sal marina

Direcciones:

Rocíe 12 moldes para mini-muffins con aceite en aerosol y colóquelos en un plato de 8 por 8.

En una cacerola pequeña, llevar una taza de agua a ebullición, y luego reducir el fuego a un hervor lento. Poner un bol mediano a prueba de calor encima de la cacerola para hacer una caldera doble. Añade el chocolate y el aceite de coco al bol, removiendo suavemente con una cuchara de madera hasta que esté suave, unos 5 minutos.

Rellene un tercio de cada forro de muffin con chocolate derretido, luego 1 cucharadita de mantequilla de maní y cubra con chocolate derretido.

Transfiera el plato a la nevera y deje que se cuaje durante al menos 1 hora.

La nutrición:

Calorías: 194

Grasa total: 12g

Grasas saturadas: 7g

Proteínas: 3g

Carbohidratos: 21g

Fibra: 1g

Sodio: 66mg

42.   Trifle de yogur y bayas

Tiempo de preparación: 15 minutos, más 30 minutos para enfriar

Tiempo de cocción: 0 minutos

Raciones: 2

Ingredientes:

- 2 tazas de yogur griego de vainilla sin grasa
- 2 cucharadas de miel
- 1 (10 onzas) pastel de ángel comprado en la tienda, cortado en cubos de 1 pulgada
- 1½ tazas de fresas, descascaradas y cortadas por la mitad
- 1½ tazas de arándanos
- 1 taza de nata montada con infusión de vainilla

Direcciones:

En un tazón pequeño, mezcle el yogur y la miel.

En un cuenco grande o en una fuente, distribuya la mitad del pastel de ángel en una capa uniforme. Cubra el pastel con 1 taza de la mezcla de yogur, utilizando una espátula para cubrirlo uniformemente. Cubra con la mitad de las fresas y los arándanos. Repita la operación para hacer una segunda capa y cubra con la nata montada.

Tapar y refrigerar para que cuaje, unos 30 minutos.

La nutrición:

Calorías: 243; Grasa total 6g; Grasa saturada: 4g; Proteínas: 8g; Carbohidratos: 41 g; Fibra: 2g; Sodio: 291 mg

43.   Pudín de fideos

Tiempo de preparación: 10 minutos

Tiempo de cocción: 45 minutos

Porciones: 2

Ingredientes:

- ½ taza de fideos Vermicelli
- ½ Copa Sultanes
- ½ cucharadita de extracto de vainilla puro
- ½ cucharadita de nuez moscada
- 1 taza de leche
- 2 cucharadas de azúcar
- 2 Huevos

Direcciones:

Empieza por cocer los fideos vermicelli tal y como indica el paquete, y asegúrate de escurrirlos.

Bata los huevos, la leche y el azúcar en un bol.

Añada el resto de los ingredientes.

Saca una fuente de horno y engrásala. Coloca la mezcla dentro, y luego hornea a 320 durante cuarenta y cinco minutos.

Espolvorear con nuez moscada antes de servir.

La nutrición:

Calorías: 251; Proteínas: 11,6 gramos; Grasas: 7,1 gramos; Carbohidratos: 35,7 gramos; Sodio: 120 mg

44.   Compota de fresas en almíbar de vino tinto

Tiempo de preparación: 10 minutos

Tiempo de cocción: 20 minutos

Raciones: 2

Ingredientes:

- 1 taza de vino tinto
- 1/3 de taza de azúcar granulado
- 1 cucharadita de extracto de vainilla
- ½ cucharadita de canela molida
- 4 tazas de fresas, descascaradas y cortadas en rodajas

Direcciones:

En una cacerola mediana, llevar a ebullición el vino, el azúcar, la vainilla y la canela. Reduzca el fuego y cocine a fuego lento hasta que el líquido se reduzca a la mitad, unos 20 minutos.

Colocar 1 taza de bayas en cada una de las 4 tazas. Rocíe con 2 cucharadas del jarabe de vino tinto.

Servir caliente o enfriar en la nevera antes de servir.

La nutrición:

Calorías: 119; Grasa total: 0g; Grasa saturada: 0g; Proteína: 1g; Carbohidratos: 28g; Fibra: 3g; Sodio: 2mg

45.   Manzanas caseras bañadas en caramelo

Tiempo de preparación: 10 minutos, más 15 minutos para enfriar

Tiempo de cocción: 1 minuto

Raciones: 2

Ingredientes:

- 4 manzanas Pink Lady, Honeycrisp, Fuji o Granny Smith
- Spray de cocina
- ½ taza de salsa de caramelo casera
- ½ taza de cacahuetes sin sal, picados

Direcciones:

Retira los tallos de las manzanas y clava una brocheta de madera en la parte inferior de cada manzana, a unos tres cuartos de su recorrido.

Forrar una bandeja para hornear con papel pergamino y cubrirla con spray de cocina.

Calentar la salsa de caramelo en un bol apto para microondas durante 1 minuto, removiendo con frecuencia.

Pase rápidamente cada manzana por la salsa de caramelo. Utilice una cuchara para cubrir la manzana con la salsa.

Pase las manzanas acarameladas por las nueces picadas y colóquelas en la bandeja de horno preparada. Refrigere hasta que el caramelo se endurezca, unos 15 minutos.

Nutrición: Calorías: 311; Grasa total: 16g; Grasa saturada: 6g; Proteína: 5g; Carbohidratos: 40g; Fibra: 6g; Sodio: 64mg

46.   Corteza de granada y pistacho

Tiempo de preparación: 10 minutos, más 45 minutos para enfriar

Tiempo de cocción: 10 minutos

Raciones: 2

Ingredientes:

- ½ taza de pistachos crudos sin cáscara, picados en trozos grandes
- 1 libra de chocolate negro al 60%, cortado en trozos
- ½ taza de arilos de granada, con el líquido escurrido
- 1/8 de cucharadita de sal marina

Direcciones:

Forrar una bandeja para hornear con papel pergamino. Póngalo a un lado.

Calentar una sartén pequeña a fuego medio. Añadir los pistachos y cocinarlos hasta que se tuesten, unos 3 minutos. Reservar para que se enfríen.

En una cacerola pequeña, llevar una taza de agua a ebullición, y luego reducir el fuego a un hervor lento. Colocar un bol mediano a prueba de calor sobre la cacerola para hacer una caldera doble. Añada el chocolate al bol y cocínelo, removiendo suavemente con una cuchara de madera, hasta que la mezcla esté suave, unos 5 minutos. Colocar el chocolate en la bandeja para hornear preparada, extendiéndolo hacia los bordes de manera uniforme con una espátula.

Espolvorear uniformemente el chocolate con los pistachos, los arilos de granada y la sal marina.

Lleve la bandeja de hornear a la nevera durante unos 45 minutos, hasta que el chocolate se cuaje.

Partir la corteza en 24 trozos y servir.

La nutrición:

Calorías: 127

Grasa total: 8g

Grasas saturadas: 4g

Proteínas: 2g

Carbohidratos: 11g

Fibra: 2g

Sodio: 13mg

47.   Pudín de coco y dátiles

Tiempo de preparación: 10 minutos, más 3 horas para enfriar

Tiempo de cocción: 10 minutos

Raciones: 2

Ingredientes:

- 3 tazas de leche de coco sin azúcar, divididas
- 1½ tazas de dátiles Medrol sin hueso, picados
- 4 cucharadas (¼ de taza) de nueces picadas
- 3 cucharadas de agua
- 1 cucharadita de gelatina
- 1 cucharadita de canela molida

Direcciones:

En una cacerola mediana, llevar a ebullición 1 taza de leche de coco y los dátiles. Reduzca el fuego a medio-bajo y siga cocinando, removiendo a menudo, hasta que el líquido se evapore, unos 5 minutos.

Repartir los dátiles entre los 4 ramequines, presionándolos en el fondo. Cubrir los dátiles en cada ramequín con 1 cucharada de nueces.

Añadir las 2 tazas restantes de leche de coco a la cacerola y calentar a fuego medio.

En un cuenco pequeño, bata el agua y la gelatina y añádala al cazo. Llévelo a ebullición, reduzca el fuego a medio y bata durante unos 5 minutos, hasta que la gelatina se haya incorporado. Añadir la canela y remover para que se integre. Retirar del fuego y dejar que se enfríe ligeramente.

Vierta la mezcla de coco de manera uniforme entre los 4 moldes. Cubra sin apretar con un envoltorio de plástico y refrigere los budines para que cuajen durante al menos 3 horas o hasta toda la noche.

La nutrición:

Calorías: 334

Grasa total: 10g

Grasas saturadas: 9g

Proteínas: 5g

Carbohidratos: 67g

Fibra: 8g

Sodio: 46mg

48.   Almendras con miel

Tiempo de preparación: 10 minutos

Tiempo de cocción: 0 minutos

Raciones: 2

Ingredientes:

- 1 cucharada de romero fresco y picado
- 1 taza de almendras crudas y enteras
- 1 cucharada de miel cruda
- ¼ de cucharadita de sal marina fina
- Spray antiadherente para cocinar

Direcciones:

Saca una sartén y caliéntala a fuego medio. En esta sartén combinarás la sal, las almendras y el romero. Mezcla bien. Tendrás que cocinar durante un minuto completo y remover con frecuencia.

Rocíe la miel y cocine durante otros cuatro minutos, removiendo con frecuencia. Las almendras deben empezar a oscurecerse cerca de los bordes y estar bien cubiertas.

Retira las almendras del fuego y espárcelas en una sartén recubierta con spray antiadherente. Deben enfriarse durante diez minutos, y luego puedes romperlas antes de servirlas.

La nutrición:

Calorías: 149; Proteínas: 5 gramos; Grasas: 12 gramos; Carbohidratos: 8 gramos; Sodio: 78 mg

49.   Cítricos bañados en chocolate

Tiempo de preparación: 15 minutos, más 15 minutos para enfriar

Tiempo de cocción: 5 minutos

Raciones: 2

Ingredientes:

- 4 onzas de chocolate negro al 60%, partido en trozos
- 1 cucharada de aceite de coco
- 3 clementinas, peladas y segmentadas
- 1 naranja de ombligo, pelada y segmentada
- 3 mandarinas, peladas y segmentadas

Direcciones:

Forrar una bandeja para hornear con papel pergamino.

En una cacerola pequeña, llevar una taza de agua a ebullición, y luego reducir el fuego a un hervor lento. Colocar un cuenco mediano a prueba de calor sobre la cacerola para hacer una caldera doble. Añade el chocolate y el aceite de coco y remueve suavemente con una cuchara de madera hasta que la mezcla esté suave, unos 5 minutos.

De uno en uno, sumerja la punta de cada gajo de cítrico en el chocolate derretido y colóquelo en la bandeja para hornear preparada, dejando aproximadamente ½ pulgada entre las piezas.

Colocar en la nevera para que se cuaje, unos 15 minutos.

Nutrición: Calorías: 92; Grasa total: 5g; Grasa saturada: 3g; Proteína 1g; Carbohidratos: 11g; Fibra: 2g; Sodio: 1mg

50. Helado de plátano y canela

Tiempo de preparación: 10 minutos

Tiempo de cocción: 0 minutos

Raciones: 2

Ingredientes:

- 4 plátanos medianos congelados, cortados en trozos de 2 pulgadas
- ¼ de taza de jarabe de arce 100%
- 1 cucharadita de canela molida

Direcciones:

Deje que los trozos de plátano congelados reposen a temperatura ambiente durante 5 minutos y, a continuación, póngalos en un procesador de alimentos o en una batidora.

Añadir el jarabe de arce y la canela, y hacer un puré hasta que esté bien combinado.

Servir inmediatamente, o guardar en un recipiente apto para el congelador hasta más tarde.

La nutrición:

Calorías: 159; Grasa total: 0g; Grasa saturada: 0g; Proteína: 1g; Carbohidratos: 41 g; Fibra: 3g; Sodio: 4mg

Conclusión:

La dieta mediterránea es una forma de alimentación saludable y rica en nutrientes que ha demostrado reducir el riesgo de enfermedades cardíacas, diabetes y muchos tipos de cáncer. La dieta mediterránea es una dieta con menos grasa y más fibra, rica en cereales integrales, frutas, verduras y pescado con algo de carne y lácteos. La dieta mediterránea es excelente para la salud porque es rica en hidratos de carbono complejos, frutas, verduras y pescado. Tiene un alto contenido en proteínas y un bajo contenido en grasas, lo que es ideal para perder peso y mantener un peso corporal saludable.

Una de las cosas más importantes de la dieta mediterránea es que es una dieta muy equilibrada. La dieta mediterránea es un plan de alimentación saludable que se basa en los alimentos que se consumían en la antigua Grecia e Italia. La idea de la dieta mediterránea se centra en comer muchas frutas y verduras, frutos secos, legumbres, cereales integrales y pescado. La dieta mediterránea es una dieta saludable con mucha fruta, verdura y pescado, y se ha demostrado que reduce el riesgo de padecer enfermedades cardíacas. También está asociada a la reducción de ciertos tipos de cáncer.

Esta dieta se basa en la moderación. La Dieta Mediterránea no es una "dieta"; es una forma de vida. No se trata de privación, sino de equilibrio. La dieta mediterránea se considera una dieta saludable. Se basa en el consumo de frutas y verduras frescas, cereales integrales y marisco, e incluye cantidades moderadas de productos lácteos, carne roja, aves, pescado y huevos. La dieta mediterránea es una de las pautas dietéticas más saludables del mundo.

Hay muchas investigaciones sobre la Dieta Mediterránea y cómo puede ser beneficiosa para la salud. La dieta mediterránea se basa en el consumo de muchas verduras, frutas, frutos secos, pescado, grasas saludables y cereales integrales. La dieta mediterránea se basa en el principio de que una dieta saludable debe incluir la minimización del consumo de carne y pescado, comiendo una variedad de alimentos no procesados, incluyendo frutas y verduras, legumbres y cereales integrales. La dieta mediterránea es una forma muy saludable de comer. Promueve el consumo de cereales integrales, legumbres, frutas, verduras, frutos secos y semillas y se ha comprobado que tiene una gran influencia en la reducción del riesgo de muchas enfermedades crónicas.

La dieta mediterránea es una forma estupenda de vivir y comer bien. Tiene muchos beneficios para la salud y es conocida por su capacidad para reducir el riesgo de muchas enfermedades. La dieta mediterránea es una gran manera de ayudar a su salud mientras le hace sentir que está haciendo algo bueno por el planeta. Es una de las dietas más populares del mundo porque no es restrictiva y mantiene las cosas simples. La dieta mediterránea es una de las dietas más investigadas y, en general, se considera una forma de alimentación saludable.

La dieta mediterránea se basa en el equilibrio. Para mantenerse sano y en forma, hay que asegurarse de consumir una variedad de alimentos de todos los grupos alimenticios.

En el pasado se han realizado varios estudios sobre los beneficios de la dieta "mediterránea", que es una dieta con un alto contenido de alimentos de origen vegetal y un bajo contenido de alimentos de origen animal. Si quieres vivir más tiempo y sentirte más sano, es fundamental que sigas una dieta saludable. Si quieres perder peso o tener mejor aspecto, lo mejor es comer menos y hacer más ejercicio.

9 781801 743358

Printed by BoD™in Norderstedt, Germany